CONSEILS

D'UN HABITANT DE LA COMMUNE DE ROM (DEUX-SÈVRES)

AUX

PROPRIÉTAIRES ET FERMIERS

POUR SOIGNER ET PRÉSERVER

DE PLUSIEURS MALADIES TRÈS-GRAVES

LES BESTIAUX DE LEURS FERMES.

POITIERS

IMPRIMERIE DE HENRI OUDIN,

Rue de l'Éperon, 4.

1855

RECETTES ASSURÉES

CONTRE

1° LE PISSEMENT DE SANG DE JEUNES ANIMAUX NOUVELLEMENT NÉS ;

2° LE TRAITEMENT DE LA GALE DES CHEVAUX ;

3° LA MORSURE DES ANIMAUX VENIMEUX :

4° LA GALE DES MOUTONS ;

5° LA MORSURE DES LOUPS ET DES CHIENS ;

6° L'ENFLURE DES BOEUFS ET DES MOUTONS ;

PAR J. BIRAUD,

Cultivateur à Balzan, commune de Rom.

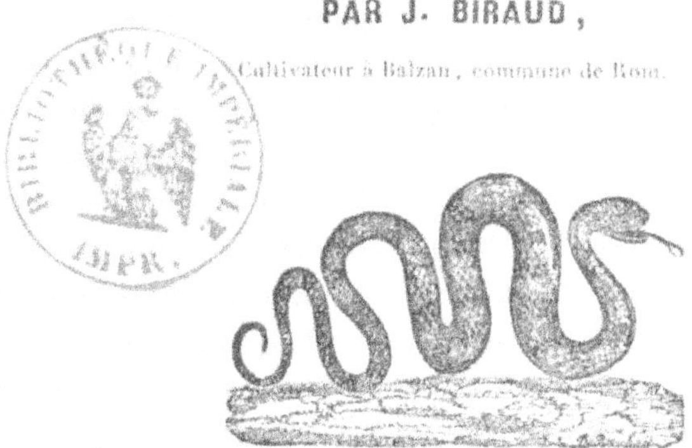

POITIERS

IMPRIMERIE DE HENRI OUDIN,

Rue de l'Éperon, 4.

1855

Nous, soussigné, Maire de la commune de Rom, canton de Lezay, arrondissement de Melle, département des Deux-Sèvres, certifions que le sieur Jacques Biraud, cultivateur, demeurant à Balzan, sur cette commune, est de bonne vie et mœurs.

En foi de quoi nous avons délivré le présent pour servir et valoir ce que de raison.

A la Mairie de Rom, le 8 novembre 1854.

Le Maire,

GOURDIN.

RECETTES.

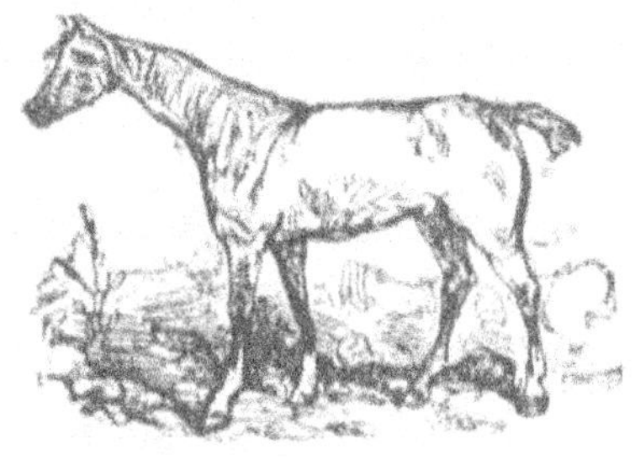

PISSEMENT DE SANG

PAR LES JEUNES ANIMAUX.

Races chevaline et mulassière.

Pour guérir les animaux atteints du pissement de sang, il faut prendre une pleine coquille de noix de plantain de piloselle, une bonne pincée de poudre de cheminée de four, passée au tamis, que vous ajouterez dans trois cuillerées d'huile de ricin à cinquante grammes d'huile d'olive, avec une bonne pincée de cendre de queue de renard.

Le tout délayé ensemble pour une dose que l'on fera prendre à l'animal atteint de ce mal.

Après lui avoir fait prendre cette dose, il devra rester

quarante-huit heures sans prendre le lait de sa mère ; on nourrira le jeune animal avec une liqueur composée avec de l'orge, une poignée de racines de queue de renard, une poignée de plantain de piloselle, après avoir fait bouillir le tout dans deux litres d'eau commune.

Trois heures après avoir pris sa médecine, on lui donnera un verre de cette tisane, mêlée avec un verre de lait de vache nouvellement tiré, et on continuera à lui faire prendre ce breuvage jusqu'à ce qu'il puisse prendre le lait de sa mère.

Si, après avoir recommencé à téter, le lait de la mère faisait tacher l'urine du jeune animal, il faudrait recommencer à administrer la dose.

Caractères de la maladie.

Ces jeunes animaux, aussitôt leur naissance, portent la tête basse, hérissée, les oreilles basses, les yeux bordés de rouge et chargés de jaunisse, ainsi que les lèvres et principalement la lèvre inférieure.

TRAITEMENT

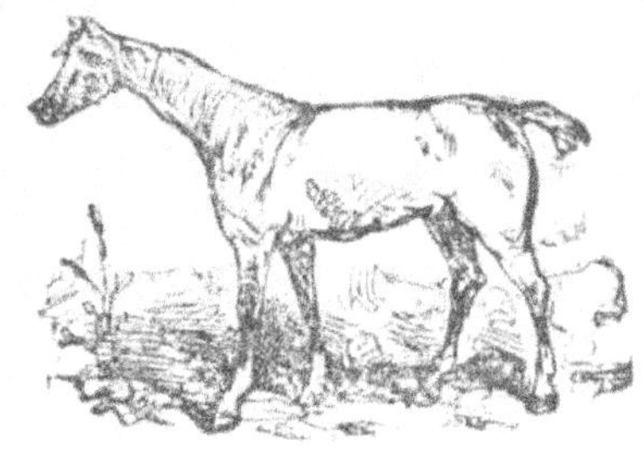

DE LA GALE DES CHEVAUX.

Il y a deux sortes de gale : la gale farineuse et la gale ulcérée. La gale farineuse n'est autre chose que des dartres farineuses, et la gale ulcérée des dartres encroûtées. La première se dénote par une farine ou crasse avec démangeaisons, qui fait perdre tout le poil des endroits sur lesquels elle se jette ; la gale ulcérée se manifeste au dehors par des élevures et des croûtes qui dégénèrent en de petites plaies : celle-ci s'attache plus fort dans le crin et à la queue qu'aux autres endroits. C'est dans ces parties qu'on a le plus de peine à la déraciner, parce que le cuir y est plus épais qu'ailleurs.

A l'égard de la gale farineuse, elle vient quelquefois par tout le corps en même temps ; mais plus souvent elle augmente peu à peu, paraissant tantôt dans un endroit, tantôt dans un autre. Elle vient au cheval qui aura souffert pendant quelque temps la faim et la soif; les chevaux entiers y sont plus sujets que les autres.

Toute gale épaissit le cuir; c'est pourquoi vous connaîtrez qu'un cheval sera en état de guérison, et que l'humeur de la gale commencera à diminuer, lorsque le cuir se trouvera plus délié qu'auparavant aux endroits atteints de ce mal.

Cette maladie se communique par la fréquentation des chevaux et par les étrilles et ustensiles qui ont servi au cheval galeux; c'est pourquoi il faut le séparer des autres chevaux et lui donner des ustensiles à part.

Ce mal est beaucoup plus difficile à déraciner en hiver et dans les temps froids qu'en toute autre saison.

Les deux espèces de gale ci-dessus se guériront par les mêmes remèdes, en les continuant plus ou moins longtemps, selon que la maladie leur résistera ou leur cédera.

Il faut commencer par travailler à détruire la cause intérieure par les rafraîchissants de l'acier et du foie d'antimoine pendant quelque temps.

À l'égard des remèdes extérieurs, le suivant est excellent, non-seulement pour une gale ordinaire, mais encore pour celle qu'on appelle Rouvieux, qui est une gale universelle et maligne, et pour toutes sortes de démangeaisons de cette espèce.

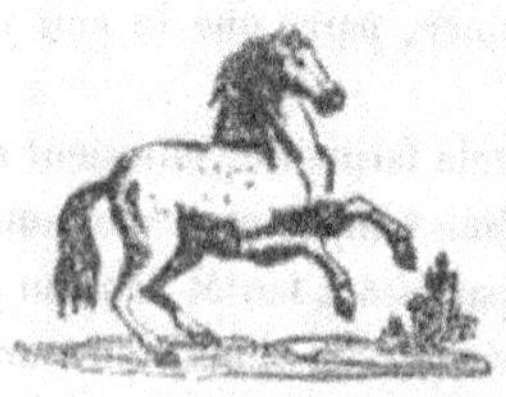

Onguent pour la gale.

1° Soufre bien pilé.　　　　　　　　250 grammes.
2° Beurre frais et vieux oing de
chacun.　　　　　　　　　　　　　　1 kilog.
3° Ardoises bien pilées.　　　　　　2 poignées.

Faites fondre le vieux oing et le beurre ensemble, et quand la liqueur montera, prête à sortir du chaudron, joignez-y le soufre et remuez bien le tout ensemble, en laissant bouillir la liqueur ; jetez ensuite l'ardoise pilée, puis retirez du feu pour frotter le cheval de cet onguent tout chaud : on aura une personne qui remuera toujours ladite composition, pendant qu'une autre frottera promptement le cheval.

Si le cheval est grand, il faut augmenter d'un tiers la dose de tous les ingrédients, afin qu'il soit frotté partout (si la gale est universelle), et même dans les crins, ce qui est le principal.

C'est encore un bon remède que de donner le vert au cheval galeux.

On pourra le purger aussi avec aloès et miel.

Trois jours après avoir frotté le cheval de cet onguent, on fera un laissis avec de la cendre de sarment pour le laver, et on lui donnera une saignée.

DE LA MORSURE

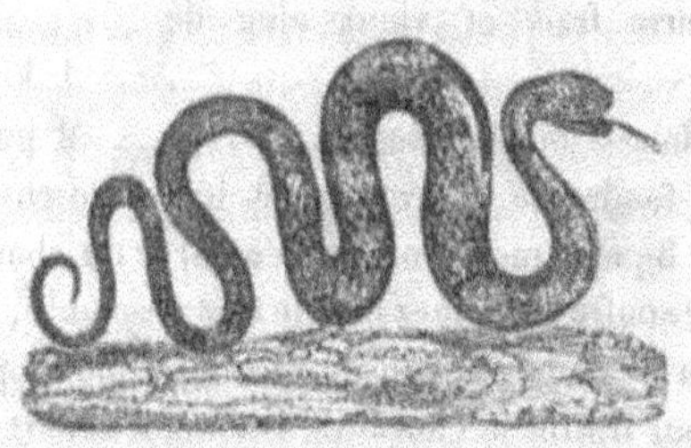

DES ANIMAUX VENIMEUX.

SERPENTS, TARENTULES, TOUTES SORTES D'ANIMAUX VENIMEUX.

Le même remède est efficace contre la morsure de tous ces animaux et reptiles.

Remède.

Il faut :
1° Huile d'aspic ;
2° Alcali volatil, les deux ensemble.
On les fait bien chauffer, et on frotte la morsure.
On prendra de l'œil de bouillon blanc et du lierre terrestre, les deux pilés ensemble, que l'on mettra sur la morsure en compresse.

DE LA GALE DES MOUTONS.

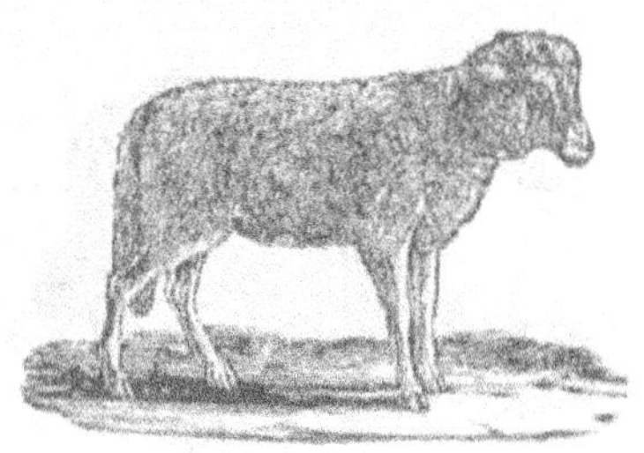

La gale des moutons est très-simple à guérir.

Reméde.

1° Arsenic, ci. . . . . 125 grammes.
2° Fleur de soufre, ci . . . . 500 —

pour vingt moutons.

On diminuera ou on augmentera selon le nombre du troupeau.

On fera bouillir ces ingrédients pendant un quart d'heure au plus dans trente litres d'eau commune, où on aura soin de faire bouillir l'arsenic enveloppé d'un linge.

On aura soin de séparer la laine du mouton sur le milieu des reins, et on y versera l'eau ainsi composée; une autre personne frottera les deux côtés du mouton, afin de faire imbiber la laine sur tout le corps de l'animal.

DES MORSURES

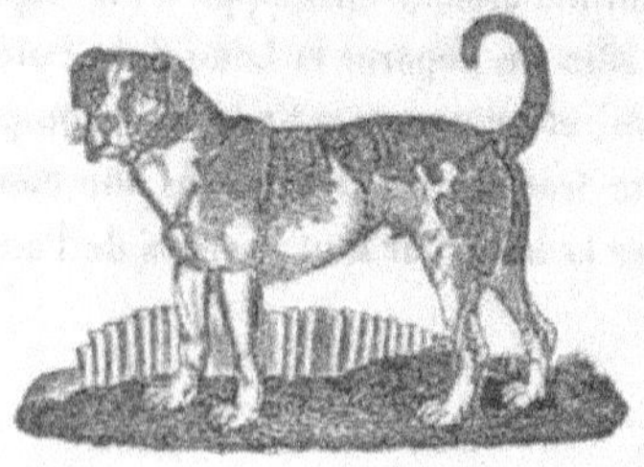

DU LOUP ET DU CHIEN.

Il faut à toutes morsures avoir soin d'en arrêter le venin, qui s'arrête par le moyen d'huile d'aspic chaude, de l'huile d'olive bouillante ou du sel fin, une de ces choses mise dans la plaie ; après quoi il faut piler des feuilles de teigneux ou bardanne avec un peu de sel, puis on prendra le marc, duquel on fera tomber le jus dans les plaies ; si c'est en hiver, on se servira d'huile d'hypéricum, dans laquelle on ajoutera un peu d'onguent rosat, que l'on fera fondre ensemble et mettra dans les plaies, un peu chaude.

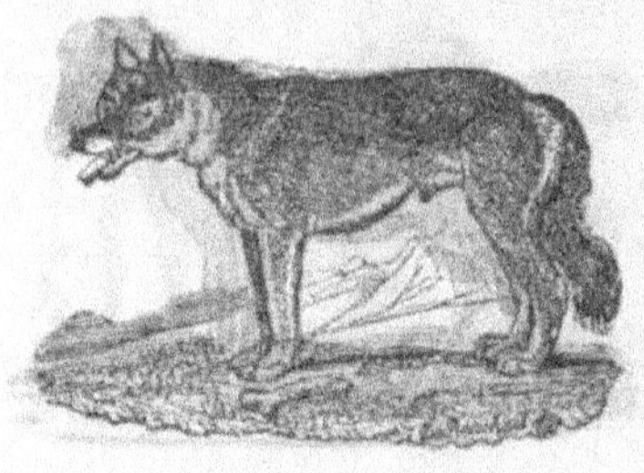

ENFLURE DES BOEUFS

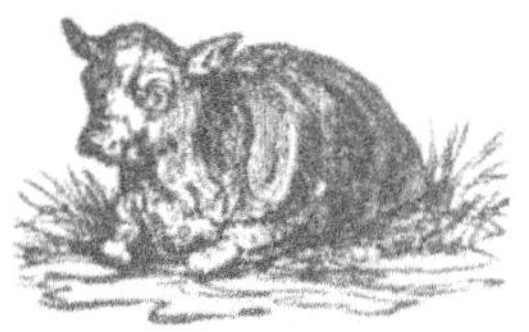

ET DES MOUTONS,

CAUSÉE PAR LE TRÉFLE ET LA LUZERNE.

Remède.

Pour un bœuf, il faut une petite cuillerée d'alcali volatil avec trois cuillerées d'huile de ricin, dans un litre de petit lait.

S'il ne désenfle point, il faudra le percer sur le flanc gauche avec une lancette ou un canif, à une profondeur de huit millimètres.

Pour un mouton, il faut diminuer la dose d'un huitième; s'il ne désenfle pas, il faut faire bouillir pour 15 centimes de poivre en grains dans un litre d'eau pendant une demi-heure, et le lui faire avaler.

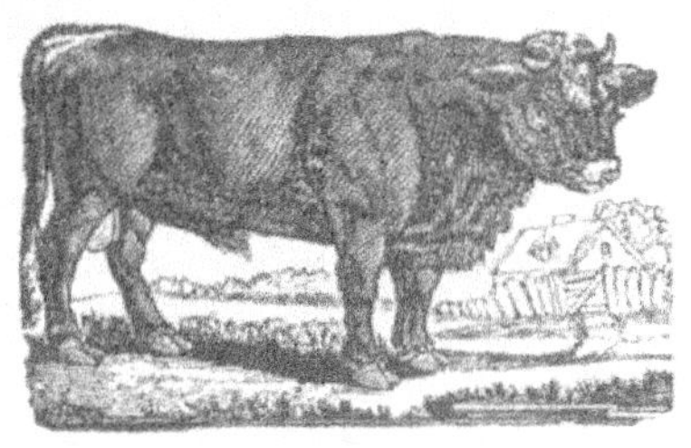

CERTIFICATS

DÉLIVRÉS AU SIEUR BIRAUD,

POUR DES GUÉRISONS

OBTENUES DANS LES DIFFÉRENTES MALADIES

ET PRINCIPALEMENT DANS DES CAS GRAVES.

CERTIFICATS.

*Certificat attestant la guérison d'une vache qui avait été mordue
par un serpent, d'un bœuf atteint du mal de pied et d'un
troupeau de moutons atteint de la petite vérole.*

Je soussigné, Charles Éprinchard, cultivateur, demeurant
à Lavault, commune de Vançais, certifie qu'ayant entendu
dire que le sieur Jacques Biraud, cultivateur, demeurant à
Balzan, commune de Rom, rendait de grands services à ses
voisins en donnant des soins à leurs animaux domestiques,
et me trouvant possesseur d'une vache qui avait été mordue
d'une bête venimeuse, et que j'ai vue prête à succomber à
sa blessure, je me suis empressé d'aller chercher cet
homme, et il me l'a guérie aussitôt. Plus tard, un bœuf,
qui était atteint du mal de pied, il me l'a guéri aussi très-
promptement. Encore plus tard, mon troupeau de moutons,
composé de soixante, s'est trouvé atteint de petite vérole,
il les a tous guéris en peu de jours. C'est pourquoi je lui ai
délivré le présent, pour lui prouver ma reconnaissance, et
lui servir auprès de qui de droit.

A Lavault, le 10 novembre 1854.

CHARLES EPRINCHARD.

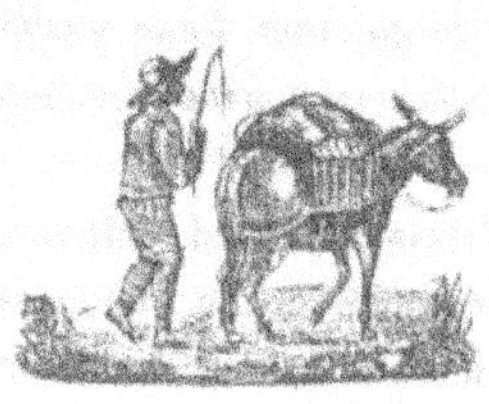

*Certificat attestant la guérison d'une mule, nouvellement née,
atteinte d'un pissement de sang.*

Je soussigné, Louis Douhet, cultivateur, demeurant à
Bois-le-Bon, commune de Vançais, certifie que le sieur Jacques Biraud, cultivateur, demeurant à Balzan, commune de
Rom, duquel j'avais entendu faire l'éloge par plusieurs de
mes voisins, pour tous les services qu'il leur avait rendus
en donnant ses soins à leurs bestiaux, m'a aussi rendu un
grand service ; ayant eu une belle mule nouvellement née,
et qui était atteinte d'un pisssement de sang, je l'ai cru
perdue, et j'envoyai chercher cet homme qui me l'a guérie
très-promptement.

En conséquence, je lui ai délivré le présent pour lui servir et valoir ce que de droit.

A Bois-le-Bon, le 10 novembre 1854.

Louis DOUHET.

*Certificat attestant la guérison d'une pouliche atteinte d'un
retranchement d'urine ensanglanté.*

Je soussigné, Gabriel Bouffard, cultivateur, demeurant à
Lais, commune de Rom, certifie que le sieur Jacques Biraud, cultivateur à Balzan, m'a rendu de grands services
en ayant eu la complaisance de venir chez moi soigner mon
bétail. Comme j'avais entendu dire qu'il était très-complai-
sant et qu'il réussissait très-bien, je l'ai fait appeler pour
voir une pouliche qui était atteinte d'un retranchement
d'urine ensanglanté. Après l'avoir traitée, il me l'a guérie à
l'instant. Depuis, il a eu aussi plusieurs fois occasion de me
rendre d'autres services de ce genre.

En foi de quoi je lui ai délivré le présent, pour lui servir
et valoir ce que de droit.

A Lais, commune de Rom, le 10 novembre 1854.

GABRIEL BOUFFARD.

*Certificat attestant la guérison d'un jeune mulet qui avait une
grosseur.*

Je soussigné, Jean Bougouin, propriétaire-cultivateur,
demeurant à Bois-le-Bon, commune de Vançais, certifie
que le sieur Jacques Biraud, cultivateur, demeurant à Balzan, m'a rendu service en guérissant un jeune mulet qui
avait une grosseur.

Comme je l'avais fait voir à plusieurs personnes qui ne purent le guérir, je fis venir cet homme qui me le guérit très-promptement.

En foi de quoi je lui ai délivré le présent, pour lui servir et valoir ce que de raison.

A Bois-le-Bon, commune de Vançais, le 13 novembre 1854.

Jean BOUGOUIN.

Certificat attestant la guérison d'une fort belle mule atteinte d'un pissement de sang très-fort.

Je soussigné, certifie que le sieur Jacques Biraud, cultivateur à Boizan, commune de Rom, m'a rendu un grand service. J'avais une fort belle mule qui était atteinte d'un pissement de sang très-fort. Comme j'avais entendu parler que cet homme était très-adroit et qu'il aimait à rendre service à ses voisins, je me suis fait un plaisir de le faire appeler, et il m'a enseigné des remèdes qui ont parfaitement guéri ma mule.

C'est pourquoi j'ai eu confiance en lui pour différentes maladies très-dangereuses, qu'il a guéries parfaitement.

En foi de quoi je lui ai délivré le présent, pour servir et valoir ce que de raison.

A Chabanne, commune de Rom, le 10 novembre 1854.

J. DOUHET.

Certificat attestant la guérison d'une jeune pouliche atteinte d'une maladie grave connue sous le nom de retranchement d'urine.

Je soussigné, Pierre Chopin, propriétaire cultivateur, demeurant à Lais, commune de Rom, certifie que le sieur Jacques Biraud, cultivateur à Balzan, commune dudit Rom, m'a rendu un grand service en donnant ses soins à une jeune pouliche qui était atteinte d'une maladie grave connue sous le nom de retranchement d'urine.

J'avais ouï dire que ledit Biraud était adroit et se plaisait à rendre service ; je l'ai fait appeler, et il m'a enseigné des remèdes qui l'ont parfaitement guérie.

En foi de quoi je lui ai délivré le présent pour servir et valoir ce que de droit.

A Lais, commune de Rom, le 10 novembre 1854.

P. CHOPIN.

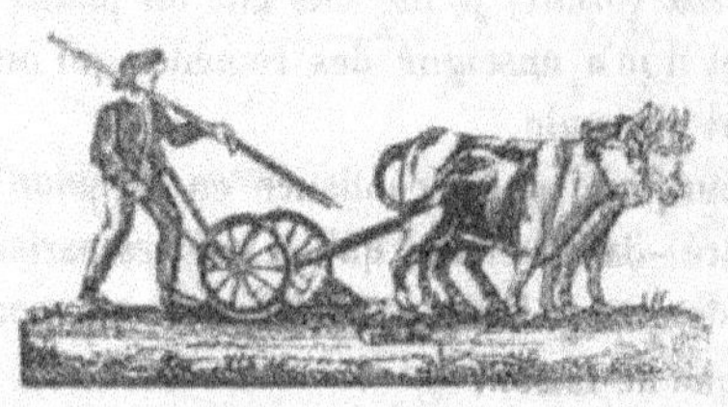

*Certificat constatant la guérison d'un bœuf atteint d'une
maladie charbonneuse.*

Je soussigné, Jean Lemberton, propriétaire-cultivateur,
demeurant à Bois-le-Bon, commune de Vançais, certifie
que le sieur Jacques Biraud, cultivateur, demeurant à Balzan, commune de Rom, m'a rendu un service important.
J'avais un bœuf atteint d'une maladie charbonneuse; je
l'ai cru perdu, lui ayant déjà prodigué beaucoup de soins,
qui ne produisirent aucun effet. J'avais ouï dire que ledit
sieur Biraud était adroit et rendait beaucoup de services;
je l'ai prié de venir voir mon bœuf, et il me l'a parfaitement guéri.

En foi de quoi je lui ai délivré le présent, pour servir et
valoir ce que de droit.

A Bois-le-Bon, commune de Vançais, le 13 novembre
1854.

Jean LEMBERTON.

*Certificat attestant la guérison d'une jument qui était étendue
sur la litière, et qui ne pouvait s'aider de ses membres.*

Je soussigné, Pierre Andrault, cultivateur, demeurant à
la Roche-Rimbault, commune de Saint-Sauveur, certifie
que le sieur Jacques Biraud, cultivateur à Balzan, commune de Rom, m'a rendu un grand service en guérissant
une jument qui faisait presque tout mon avoir, laquelle j'ai
trouvée étendue sur la litière, et ne pouvant s'aider de ses

membres. Je la crus perdue. Cependant j'avais entendu dire que le sieur Biraud était adroit et se faisait un plaisir de rendre service à ses voisins : je l'ai fait appeler, et il a guéri ma jument à l'instant même.

En foi de quoi je lui ai délivré le présent, pour lui servir et valoir ce que de raison.

A la Roche-Rimbault, le 13 novembre 1854.

Pierre ANDRAULT.

Certificat constatant la guérison d'une bonne jument atteinte d'une maladie presque incurable.

Je soussigné, Benjamin Forget, cultivateur, demeurant à la Roche-Rimbault, commune de Saint-Sauvent, certifie que le sieur Jacques Biraud, cultivateur, demeurant à Balzan, commune de Rom, m'a rendu un grand service, ayant une bonne jument, qui s'est trouvée atteinte d'une maladie très-grave, à laquelle nous ne pouvions porter remède. Comme j'avais entendu dire que le sieur Birault était très-adroit et se plaisait à rendre service, je l'ai fait appeler, et il a parfaitement guéri ma jument.

En foi de quoi je lui ai délivré le présent, pour servir et valoir ce que de droit.

A la Roche-Rimbault, commune de Saint-Sauvent, le 13 novembre 1854.

Benjamin FORGET.

*Certificat constatant la guérison d'un bœuf atteint d'un mal
très-grave à la joue.*

Je soussigné, Jacques Foucault, cultivateur, demeurant à
la Roche-Rimbault, commune de Saint-Sauveur, certifie
que le sieur Jacques Biraud, cultivateur, demeurant à Balzan, commune de Rom, m'a guéri un bœuf atteint d'un
mal très-grave à la joue, et qui autrefois avait été opéré et
n'avait pas été parfaitement guéri. Ayant su que le sieur
Biraud était adroit et réussissait très-bien, et qu'ensuite il
se faisait un plaisir de rendre service à ses voisins, je l'ai
fait appeler, et il a guéri mon bœuf, et il m'a rendu un
grand service.

En foi de quoi je lui ai délivré le présent, pour servir et
valoir ce que de raison.

A la Roche-Rimbault, commune de Saint-Sauveur, le 13
novembre 1854.

Jacques FOUCAULT.

*Certificat constatant la guérison d'un bœuf atteint d'un mal au
pied presque incurable.*

Je soussigné, Pierre Delouche, cultivateur, demeurant à
la Roche-Rimbault, commune de St-Sauveur, certifie que le
sieur Jacques Biraud, cultivateur, demeurant à Balzan, commune de Rom, m'a guéri un bœuf qui avait mal à un pied,
dont on ne pouvait le guérir. Ayant entendu dire que le
sieur Biraud était très-adroit, et qu'il aimait à rendre ser-

vice à ses voisins, je l'ai envoyé chercher, et il m'a guéri mon bœuf très-promptement.

En foi de quoi je lui ai délivré le présent, pour servir et valoir ce que de droit.

A la Roche-Rimbault, commune de St-Sauvent, le 13 novembre 1854.

PIERRE DELOUCHE.

Certificat constatant la guérison d'un mulet qui avait reçu un coup de pied sur le genou et qu'on ne pouvait guérir.

Je soussigné, Benjamin Frappier, cultivateur, demeurant aux Épinoux, commune de Rom, certifie que le sieur Jacques Biraud, cultivateur à Balzan, commune de Rom, m'a rendu un grand service. Ayant eu un mulet qui avait reçu un coup de pied sur le genou, le mal est devenu grave et on ne pouvait le guérir; ayant ouï parler publiquement que ledit sieur Biraud était adroit et aimait à rendre service à ses voisins, je l'ai fait appeler, et il m'a indiqué des remèdes qui ont guéri mon mulet bien promptement.

Il m'a guéri aussi une mule qui avait un mal qui courait entre peau et chair, ce qui formait de petites grosseurs à peu près comme des noisettes; ce mal était, dit-on, très-difficile à guérir.

Aux Épinoux, commune de Rom, le 13 novembre 1854.

BENJAMIN FRAPPIER.

*Certificat constatant la guérison de deux bœufs gonflés pour
avoir mangé du trèfle.*

Je soussigné, certifie que le sieur Jacques Biraud, cultivateur, demeurant à Balzan, commune de Rom, m'a rendu
un grand service. J'ai eu deux bœufs qui ont gonflé pour
avoir mangé du trèfle. Après les avoir fait traiter par un
homme capable qui n'a pu les guérir et qui m'a dit qu'il n'y
connaissait pas de guérison, et ayant entendu dire publiquement que le sieur Biraud était adroit et rendait de grands
services, je l'ai fait appeler, et il a guéri mes deux bœufs
très-promptement.

En foi de quoi je lui ai délivré le présent, pour lui servir
et valoir ce que de droit.

A Bois-le-Bon, commune de St-Sauvent, le 13 novembre 1854.

PIERRE MINAULT.

---

*Certificat constatant la guérison d'un bœuf atteint d'un mal si
considérable au pied, qu'il est sorti un os de la plaie.*

Je soussigné, certifie qu'ayant eu un bœuf qui a failli
perdre le pied, y ayant eu un mal si considérable, qu'il est
sorti un os de la plaie, les personnes à qui j'en avais confié le
soin, sont venues au point de me dire qu'elles n'y connais-
saient point de guérison. J'avais ouï dire par plusieurs personnes que le sieur Jacques Biraud, cultivateur, demeurant à Balzan, était très-adroit, et rendait beaucoup de ser-

vices, je me suis adressé à lui, et il a fort bien guéri mon
bœuf.

En foi de quoi je lui ai délivré le présent pour lui servir
et valoir ce que de droit.

Aux Épinoux, commune de Rom, le 13 novembre 1854.

Pierre DELABALLE

---

*Certificat constatant la guérison d'un bœuf qui avait le nerf de
l'épaule forcé.*

Je soussigné, certifie que le sieur Jacques Biraud, cultivateur à Balzan, commune de Rom, m'a rendu service. Un
de mes bœufs s'étant forcé un nerf de l'épaule, il ne pouvait marcher ; comme j'avais appris que ledit sieur Biraud
était adroit et se plaisait à rendre service, je l'ai fait appeler, et il me l'a parfaitement guéri.

En foi de quoi je lui ai délivré le présent pour lui servir
et valoir ce que de droit.

Aux Épinoux, commune de Rom, le 13 novembre 1854.

François DELABALLE.

---

*Certificat constatant la guérison d'un bœuf qui avait une gros-
seur à la joue.*

Je soussigné, certifie que le sieur Jacques Biraud, cultivateur,
demeurant à Balzan, commune de Rom, m'a rendu service à
l'occasion d'un bœuf, que je possède, et qui avait une grosseur
à la joue, qui l'empêchait de manger. Je l'ai fait voir à

plusieurs personnes qui n'ont pu le guérir. Ayant ouï dire par plusieurs de mes voisins que ledit sieur Biraud était adroit et se plaisait à rendre service, je l'ai fait appeler, et il a guéri mon bœuf.

En foi de quoi je lui ai délivré le présent, pour servir et valoir ce que de droit.

A Bois-le-Bon, commune de St-Sauvent, le 14 novembre 1854.

Pierre RICHARD.

Certificat constatant la guérison d'une jeune jument qui avait des vers.

Je soussigné, Jean Bruneteau, cultivateur, demeurant à Touche-Moreau, commune de Rom, certifie que le sieur Jacques Biraud, cultivateur, demeurant à Balzan, m'a rendu un grand service. J'avais une jeune jument qui avait des vers : après l'avoir fait visiter par plusieurs personnes qui ne purent la guérir, on me conseilla de la vendre. Ayant entendu dire que le sieur Biraud était très-obligeant, je l'ai fait appeler, et, après avoir vu ma jument, il m'a enseigné des remèdes qui l'ont guérie très-promptement, et l'ont préservée des coliques qui la faisaient beaucoup souffrir.

En foi de quoi je lui ai délivré le présent, pour lui servir et valoir ce que de raison.

A Touche-Moreau, le 16 novembre 1854.

Jean BRUNETEAU.

Certificat constatant la guérison d'une jeune mule atteinte d'un pissement de sang.

Je soussigné, François Dupond, propriétaire-cultivateur, demeurant à l'Aubergère, commune de Rom, certifie que le sieur Jacques Biraud, cultivateur à Balzan, commune de Rom, m'a rendu un grand service. Ayant eu une jeune mule, nouvellement née, qui s'est trouvée atteinte d'un pissement de sang, je crus cette jeune bête perdue; comme j'avais ouï dire que ledit sieur Biraud était adroit et aimait à se rendre utile à ses voisins, je l'envoyai chercher, et il m'a enseigné des remèdes qui ont guéri ma bête sur-le-champ.

En foi de quoi je lui ai délivré le présent, pour servir et valoir ce que de raison.

A l'Aubergère, commune de Rom, le 16 novembre 1854.

DUPOND François.

Certificat constatant la guérison d'une très-belle mule atteinte d'un retranchement d'urine ensanglanté

Je soussigné, certifie que le sieur Jacques Biraud, cultivateur, demeurant à Balzan, commune de Rom, m'a rendu un grand service. J'avais une très-belle mule qui se trouva atteinte d'un retranchement d'urine ensanglanté; je la crus perdue. Ayant ouï dire que ledit sieur Biraud était très-adroit, et rendait beaucoup de services de ce genre, je le

fis appeler, et il m'enseigna des remèdes qui guérirent parfaitement ma jeune mule.

En foi de quoi je lui ai délivré le présent, pour lui servir
et valoir ce que de raison.

A Balzan, le 16 novembre 1854.

F. MÉRIGEOT.

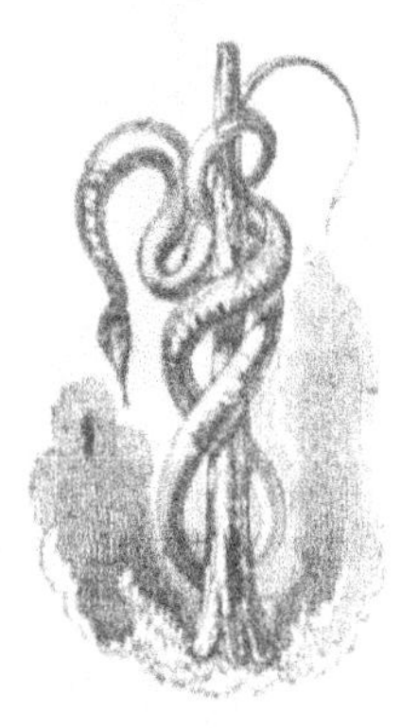

*Certificat constatant la guérison d'une brebis mordue par un
serpent venimeux.*

Je soussigné, certifie que le sieur Jacques Biraud, cultivateur, demeurant à Balzan, commune de Rom, m'a
rendu service. J'ai une brebis qui fut mordue d'un serpent
venimeux; je tuai le serpent sur elle, et je crus ma brebis
perdue. J'avais ouï dire que ledit sieur Biraud était très-

adroit et se plaisait à secourir ses voisins ; je me suis adressé à lui,* et il a guéri ma brebis promptement.

En foi de quoi je lui ai délivré le présent, pour servir et valoir ce que de raison.

A Balzan, le 16 novembre 1854.

NIVELLE Jean.

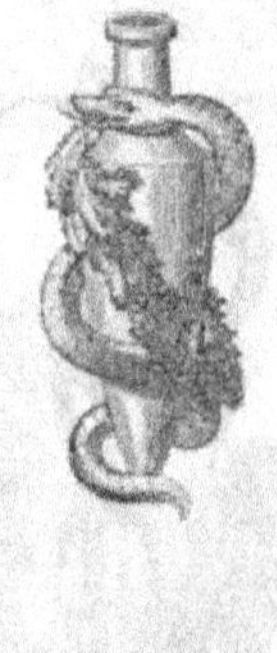

Certificat constatant la guérison d'un mouton mordu par un serpent venimeux.

Je soussigné, certifie que le sieur Jacques Biraud, cultivateur, demeurant à Balzan, commune de Rom, m'a rendu un service pour un mouton qui avait été mordu par un serpent venimeux. J'avais appris par quelqu'un de ses voisins qu'il était très-adroit et qu'il aimait à rendre service. Je l'ai fait appeler chez moi, et il m'a enseigné des remèdes qui ont parfaitement guéri mon mouton.

En foi de quoi je lui ai délivré le présent, pour lui servir et valoir ce que de raison.

A Rom, le 17 novembre 1854.

BRUNETEAU Pierre.

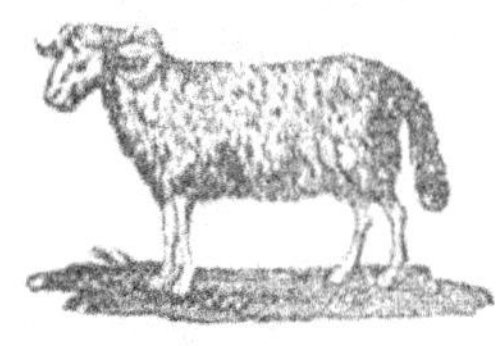

Certificat constatant la guérison de deux beaux mulets atteints de la gale.

Je soussigné, certifie que le sieur Jacques Biraud, cultivateur, demeurant à B.lzan, commune de Rom, m'a rendu un grand service. J'avais deux beaux mulets qui étaient atteints de la gale, de laquelle je ne pouvais les faire guérir, ayant fait tout ce qui dépendait de moi pour en venir à bonne fin. Ayant ouï dire publiquement que le sieur Biraud était adroit et aimait à rendre service, je l'ai fait appeler, et il m'a enseigné des remèdes qui ont très-bien guéri mes mulets.

C'est pourquoi je lui ai délivré le présent, pour lui prouver ma reconnaissance et lui servir ce que de raison.

A Rom, le 17 novembre 1854.

LOUIS-OLIVIER CHENU.

LÉGALISATIONS

DES SIGNATURES APPOSÉES AU BAS DES CERTIFICATS
QUI PRÉCÈDENT.

Vu pour légalisation des signatures des sieurs Bouffard, Douhet, Choppin, Frappier, Delaballe Pierre, Delaballe François, Bruneteau, Dupond, Nivelle, Olivier Chenu et Mérigeot, apposées au bas des certificats d'autre part, par nous, maire de la commune de Rom, soussigné.

Rom, le 28 novembre 1854.

Le Maire, GOURDIN.

Vu pour légalisation des signatures des sieurs Pierre Andrault, Forget, Foucault, Delouche, Minault, Richard, apposées au bas des certificats d'autre part, par nous, adjoint de la commune de St-Sauvent, souss.gné.

DEMELLIER.

Vu pour légalisation des signatures des sieurs Éprinchard, Jean Bougouin, Louis Douhet, Jean Lamberton, apposées au bas des certificats des autres parts, par nous, maire de la commune de Vançais, soussigné.

A Vançais, le 1er décembre 1854.

TOULAT.

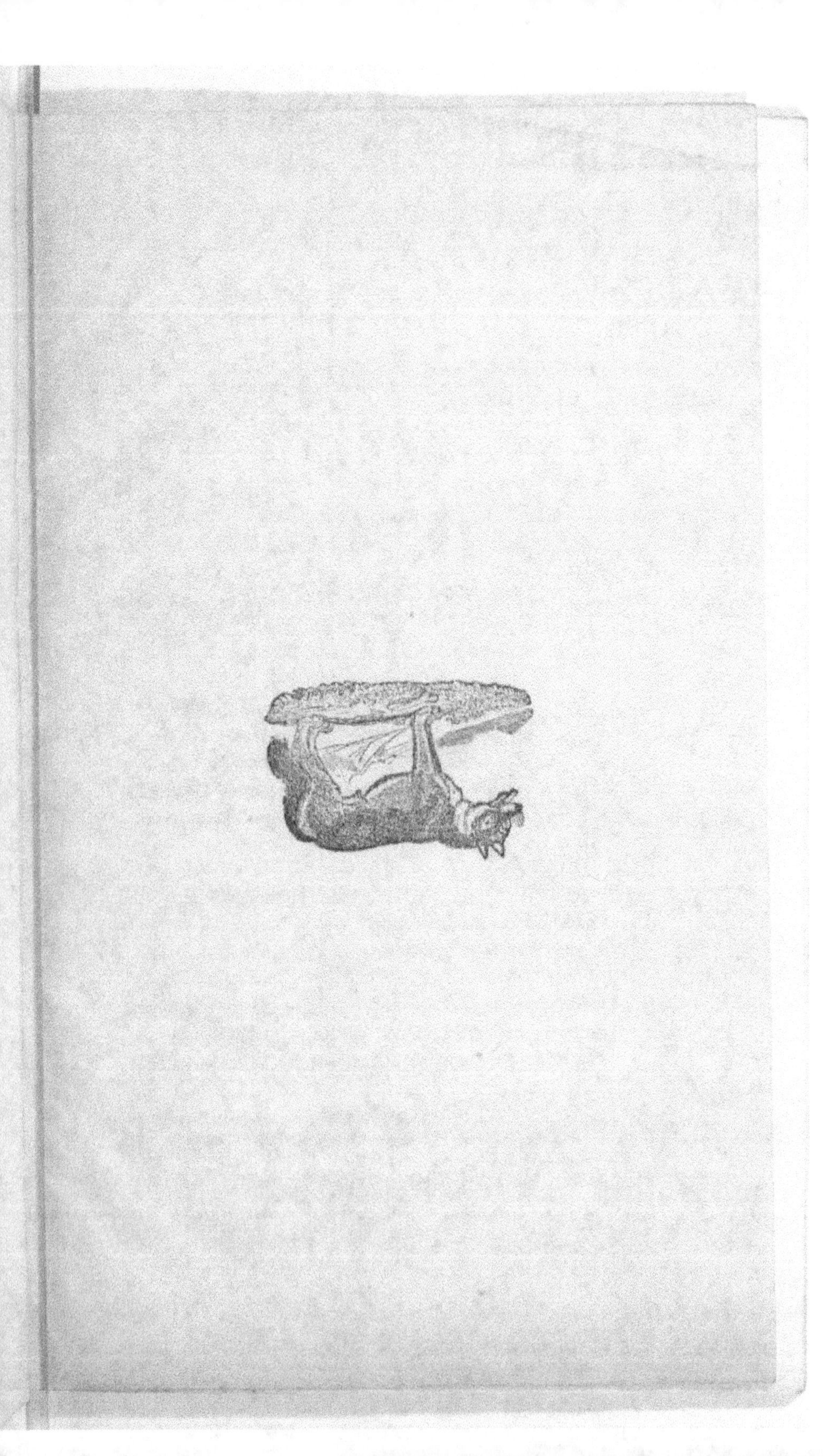

www.ingramcontent.com/pod-product-compliance
Lightning Source LLC
LaVergne TN
LVHW021759060726
842528LV00003B/1035